AF500699

Te 39 6

~~T 5608. S.l.f.~~

MÉMOIRE

SUR LA DÉCOUVERTE DU NOUVEL EMPLOI

DE

L'ÉTHER SULFURIQUE.

Traduit de l'anglais par EUGÈNE HENRION, avocat, traducteur, interprête juré près la Cour royale de Paris, chevalier de l'Ordre Royal Américain d'Isabelle la Catholique, demeurant à Paris, rue Neuve-des-Bons-Enfants, n° 5.

MÉMOIRE

SUR LA DÉCOUVERTE DU NOUVEL EMPLOI

DE

L'ÉTHER SULFURIQUE

PAR

W.-T.-G. MORTON,

DE BOSTON, ETATS-UNIS,

SUIVI DES PIÈCES JUSTIFICATIVES.

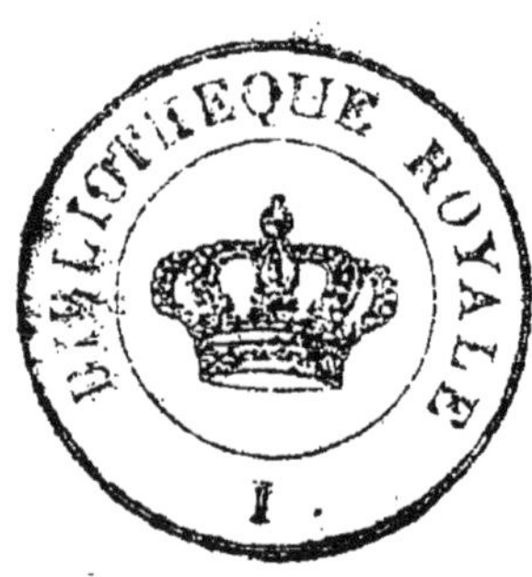

PARIS,

IMPRIMERIE D'ÉDOUARD BAUTRUCHE,

RUE DE LA HARPE, 90.

1847

William T. Green Morton, demeurant à Boston dans les Etats-Unis d'Amérique, chirurgien dentiste, appelle respectueusement l'attention de l'*Académie des Sciences* sur le présent mémoire ayant pour objet d'offrir l'historique de la marche par lui suivie, et qui a abouti à la démonstration de la grande vérité que l'inhalation de la vapeur d'éther sulfurique bienrectifié, doit produire l'insensibilité ou absence du sentiment de la douleur dans les opérations sur le corps humain.

Son intention est que ce mémoire ne constate que les faits de nature à démontrer le caractère scientifique de la découverte, sans entrer dans des questions de controverse personnelle : Mais attendu que la manière dont la découverte a eu lieu, et la personne par qui elle a été faite, ont été mises en discussion; et attendu que la preuve de ces faits a été soumise à l'attention de l'*Académie*, de différentes manières, par d'autres personnes, il prend la liberté de joindre ici, dans une appendice, certaines preuves réunies dans un but différent, désirant les mettre à la disposition de l'*Académie* qui en fera tel usage qui lui conviendra, ou n'en fera aucun usage, le tout à son entière discrétion et à son gré.

MEMOIRE

SUR LA DÉCOUVERTE DU NOUVEL EMPLOI

DE

L'ÉTHER SULFURIQUE.

Pendant l'été de 1844, exerçant la profession de dentiste, et désirant me perfectionner dans les sciences chimique et médicale, j'étudiais dans le cabinet du docteur Charles T. Jackson, demeurant à Boston ; et afin de mettre mieux mon temps à profit, je demeurais chez lui. Un jour, la conversation étant tombée par hasard sur ma profession de dentiste, je vins à parler de l'opération consistant à détruire le nerf d'une dent, et je fis la remarque qu'il était toujours douteux que la dent put redevenir utile, attendu que l'arsénic occasionnait de l'irritation et laissait une douleur souvent permanente. Le docteur Jackson me dit en plaisantant que je devrais essayer un peu de ses gouttes contre le mal de dents (1). Il a ajouté qu'à l'époque où il pratiquait la médecine, il lui était arrivé d'extraire des dents à quelques-uns de ses malades : une fois, entr'autres, poursuivit-il, une personne qui ne se sentait pas le courage nécessaire pour l'opération, me demanda d'adoucir la douleur par quelque moyen. J'employai l'éther avec succès : quelques jours après, un ami de mon client

(1) « *Tooth-ache drops.* »

vint me demander de lui donner *quelques gouttes contre le mal de dents,* tel était le nom qu'il donnait à mon médicament : ne voulant pas être dérangé pour des soins à donner aux dents, je dis à cet homme que je n'avais plus de gouttes. Le docteur Jackson ajouta que cet éther pouvant être employé d'une manière avantageuse pour les dents malades, il m'en enverrait. La conversation roula alors sur l'effet de l'éther dans ses rapports avec le système. Le docteur me dit que les élèves, à Cambridge, avaient l'habitude d'inhaler l'éther sulfurique sur leurs mouchoirs, et que cela les grisait et les faisait chanceler. Il entra dans d'autres détails sur l'effet de l'éther ou la manière de s'en servir; j'ajouterai que le docteur Jackson a confirmé mon compte-rendu de cette conversation dans son récit au docteur Gould.

Quelques jours après cette conversation, le docteur Jackson m'envoya une bouteille d'éther chlorique (*chloric ether*) considérablement rectifié, comme il me l'avait promis. Il en envoya, en même temps, une bouteille à deux autres dentistes recommendables de Boston. Je fis l'essai de cet éther pour détruire la sensibilité d'une dent bonne encore de mademoiselle *** par l'application directe, en lui disant que l'effet serait lent. Je fus forcé de renouveler plusieurs fois l'application; mais, à la fin, la sensibilité parut écartée; et la dent est aujourd'hui, autant que je le sache, saine et en bon état.

Vers cette époque, la femme et la tante du docteur Jackson étaient en traitement, entre mes mains, pour maux de dents : il était nécessaire d'extraire des dents à ces deux dames. L'opération était douloureuse et ces dames étaient extrêmement impressionnables. La dernière de ces dames, surtout, avant l'extraction de chaque dent, passait plusieurs heures dans le fauteuil d'opération, sans pouvoir recueillir assez de courage pour endurer l'opération ; elle voulait être magnétisée, ou que je lui donnasse quelque chose pour la rendre insensible. Le docteur Jackson, présent, faisait tous ses efforts pour encourager cette dame, mais sans suggérer aucun moyen de nature à produire l'insensibilité. Ses suggestions n'avaient pas été au-delà de l'application directe de l'éther, de la même manière que le laudanum et d'autres narcotiques ont été constamment employés pour les dents douloureuses.

L'heureux emploi que j'avais fait de l'éther pour détruire la sensibilité d'une dent et le souvenir de ce que m'avait dit le docteur Jackson des effets de l'éther inhalé par les élèves au collége, éveillèrent mon attention ; ayant à ma disposition la bibliothèque du docteur Jackson, je me mis à faire des lectures sur les effets produits par l'éther sur le système animal. J'acquis la conviction qu'il n'y avait rien de nouveau ni de spécialement dangereux dans l'inhalation de l'éther ; que depuis longtemps professeurs et élèves en usaient comme d'un puissant antispasmodique anodin et narcotique, susceptible d'énivrer et de plonger dans la stupeur lorsqu'il était pris en quantité suffisante : Je trouvai même décrit dans certains traités l'appareil destiné à l'inhalation ; mais dans la plupart des cas, on spécifiait l'inhalation s'opérant au moyen d'une éponge saturée ou d'un mouchoir.

Comme il me restait un peu de cet éther que le docteur Jackson m'avait envoyé, je l'inhalai en me servant d'un mouchoir ; mais il n'y en avait pas assez pour produire d'autre effet qu'une gaîté (*exhilaration*) suivie de mal de tête.

Pendant que je m'occupais de ces recherches, je tombai tout-à-fait malade; et comme c'était vers le milieu de l'été, mon médecin me conseilla d'aller à la campagne... J'emportai avec moi quelques emprunts faits à la bibliothèque du docteur Jackson; et je me procurai, d'autre manière, divers ouvrages traitant de cette question et d'autres encore. Je passai deux mois dans la résidence de mon beau-père à Connecticutt. Là je me procurai, chez les droguistes, de l'éther, et je me mis à faire des expériences sur des oiseaux et d'autres animaux, m'efforçant de les mettre sous l'influence de l'inhalation de l'éther ; ces expériences n'amenèrent pas de résultat satisfaisant : comme on en était instruit parmi mes amis, j'en fus mortifié, et je laissai les sujets en l'état où ils sont encore aujourd'hui.

Dans l'automne, je rentrai à Boston; et trouvant que mes affaires, par suite de l'interruption, réclamaient toute mon attention, je ne pus pas alors continuer le cours de mes recherches.

Dans le cours de l'hiver (1844-45), le docteur Horace Wells, de Hartford, (Connecticutt), dentiste, et autrefois mon associé, vint à Boston, il me pria de l'aider à trouver l'occasion d'administrer le gaz oxyde nitreux (*nitrous oxide gas*) qui, suivant lui, détruirait ou du moins soulagerait beaucoup la douleur des opérations chirurgicales. J'y consentis avec empressement, et je le présentai au docteur George Hayward, chirurgien éminent qui voulut bien permettre l'expérience; mais la plus prochaine opération ne devant avoir lieu que dans deux ou trois jours, nous n'attendîmes pas cette occasion, et nous allâmes voir le docteur Warren que nous trouvâmes en train de faire son cours; il nous dit que ses élèves se disposaient à inhaler l'éther dans la soirée, par distraction ou pour s'amuser : il offrit de leur faire part de notre proposition et de leur demander de se réunir avec nous au collége.

Dans la soirée, le docteur Wells et moi, nous nous rendîmes à la salle ; j'apportai avec moi mes instruments ; le docteur Wells administra le gaz, et fit l'extraction d'une dent ; mais le patient cria par l'effet de la douleur ; les spectateurs se mirent à rire et à siffler. La séance se termina, et l'on trouva que nous nous étions rendus ridicules ; je ne vis plus le docteur Wells ; seulement le lendemain matin, de très-bonne heure, il me fit remettre mes instruments, et il retourna chez lui.

En juillet, me retrouvant à Connecticutt, j'allai voir le docteur Wells, et nous consacrâmes quelque temps au règlement de nos comptes d'association. Il avait alors abandonné la profession de dentiste, et il s'occupait à diriger une exposition d'oiseaux ; ce qui, à ce qu'il me disait, valait mieux pour sa santé. J'allai avec lui au cabinet du docteur Riggs, où je parlai du gaz ; je demandai que l'on m'en donnât un peu, mais le docteur Wells me fit entendre qu'il avait abandonné ces expériences, pensant qu'elles étaient sans valeur pratique.

Dans l'automne de 1845, je repris mes affaires, qui alors consistaient presque exclusivement dans la pratique de l'art mécanique du dentiste, ou travail matériel ; il me fallait souvent extraire un grand nombre de dents presque simultanément.

La plupart de mes clients souffraient beaucoup ; quelques-uns étaient forcés (comme cela arrive à tous les dentistes), d'ajourner ou d'abandonner la pose de rateliers complets. En conséquence, tout était fait pour appeler mon attention sur la destruction ou l'adoucissement de la douleur inséparable de ces opérations, et j'étais très-intéressé à continuer mes investigations. Ayant trouvé que l'éther enfermé dans une dent creuse, et scellé avec de la cire, détruisait graduellement la sensibilité de la partie, je pensai, par induction, que peut-être, par l'inhalation il détruirait ou allégerait beaucoup le sentiment de la douleur en général.

Au printemps de 1846, Thomas R. Spear vint étudier avec moi ; m'entendant parler de cela, il me dit qu'il avait inhalé de l'éther sulfurique à l'Académie de Lexington, où il avait fait ses études, et il m'en décrivit les effets. Cela ne fit qu'accroître l'intérêt que je portais à cette question, et je résolus de m'y consacrer aussitôt que je serais affranchi de la presse des affaires au printemps. En attendant, je fis une expérience sur un chien de Terre-Neuve, en lui plongeant la tête dans une jarre où se trouvait de l'éther sulfurique au fond. Cette expérience eut lieu en présence de deux personnes chez moi, à West-Needham, où je réside pendant les mois d'été ; après avoir respiré la vapeur quelque temps, le chien fut étourdi complétement, tombant entre mes mains; j'éloignai la jarre ; au bout de trois minutes, il se releva, hurla très-fort, et il plongea à dix pieds au moins, dans une mare.

Immédiatement après cette expérience, j'allai voir le docteur Grenville G. Hayden, jeune dentiste ; je lui fis part de mes projets, et je convins avec lui qu'il viendrait à mon cabinet, et qu'il se chargerait de la direction de mes affaires, afin que je pusse me consacrer à mon étude d'une manière plus exclusive.

La convention fut rédigée par R. H. Dana *junior*, esquire ; je prends la liberté de renvoyer l'*Académie*, à cet égard, à sa lettre qui se trouve dans l'appendice. Aussitôt que le docteur Hayden se fût initié à la connaissance de mes affai res, je commençai à me consacrer entièrement à mes expériences. J'inhalai un peu d'éther chlorique et de morphine; l'effet fut un assoupissement suivi de courbature et de mal de tête.

Au commencement d'août, je priai le docteur Hayden de m'avoir une fiole de quatre onces d'éther sulfurique chez M. Burnett, droguiste fort en renom auprès des chimistes; il se la procura, je tentai de le décider à en prendre, il refusa; j'en emportai la moitié à la campagne, afin de tenter une nouvelle expérience sur mon chien; au moment où tout était prêt, le chien fit un bond et renversa la jarre; cela me contraria, et je résolus de prendre personnellement l'éther; ce que je fis le lendemain dans mon cabinet; j'inhalai sur mon mouchoir tout l'éther qui me restait; je ne perdis pas entièrement connaissance, mais je crois que je devins tellement insensible que l'on aurait pu m'extraire une dent sans que je ressentisse presque aucune douleur ou que je m'en doutasse. Je ne voulais pas redemander de l'éther à Burnett, attendu qu'il demeurait tout près de chez moi, et que ses jeunes gens me connaissaient bien, de peur que la nouvelle de mes expériences ne se répandit au dehors. En conséquence, j'envoyai l'élève Willam P. Leavitt chez des droguistes dans un tout autre quartier de la ville, chez Brewers-Stevens et compagnie, maison recommendable; l'élève avait ordre de demander de l'éther sulfurique. Après quelques pourparlers je déterminai Spear qui en avait pris à la pension à inhaler de l'éther; il en prit, et son insensibilité fut telle qu'il laissa tomber le mouchoir (qui en était saturé), et il parut très-assoupi et engourdi; après ce moment de torpeur, il entra dans une telle excitation et une telle fureur qu'il fallut le faire retomber de force sur le fauteuil ; cette surexcitation s'appaisa, et revenu à lui il dit qu'il était charmé des sensations qu'il avait éprouvées. Leavitt en prit à son tour, les mêmes effets se reproduisirent ; ces essais me découragèrent; ce n'était pas là les effets que je voulais obtenir ; ces jeunes gens n'avaient pas été affectés de la même manière que je l'avais été moi-même ; ils n'avaient pas été dans l'état où j'avais vu le chien; ils avaient été bien plus surexcités et bien moins insensibles. Toutefois, je ne puis m'empêcher de faire remarquer que si cet éther sulfurique avait été pur et bien rectifié (*highly rectified*), j'aurais, dès ce moment, obtenu les effets désirés, au lieu de ne les avoir obtenus que postérieurement, en septembre. Cet éther a été analysé depuis, ainsi que cela résulte des affeidavits (déclarations sous serment) relatés dans l'appendice ; on a trouvé qu'il renfermait une forte proportion d'acide sulfurique alcoolique et d'autres impuretés (ou mélanges).

Cette expérience avait eu lieu en août; comme il faisait chaud, et comme j'étais un peu indisposé, j'allai à la campagne et j'abandonnai les expériences jusqu'à la mi-septembre. A l'automne, ma santé étant rétablie, j'eus le désir de reprendre mes expériences, et je dis au docteur Hayden que je craignais bien qu'à cause des fortes différences dans les qualités d'éther, il ne fût très-difficile, dans une question si délicate, d'arriver à des résultats généralement utiles et sur lesquels on pût compter.

Pensant qu'un effet plus sûr pourrait être obtenu par l'inhalation de l'éther au moyen de quelqu'appareil, j'allai voir à diverses reprises M. Wightman, fabricant d'instruments *philosophiques* afin de me procurer ou de faire faire un appareil. Pendant que j'étais en train d'examiner ses sacs (ou sachets) pour l'inhalation du gaz oxide nitreux, la pensée me vint que je pourrais bien mettre l'éther dans un de ces sacs, et qu'en pratiquant une ouverture qui serait fermée par une soupape, pour l'admission de l'air atmosphérique, je pourrais en faire un appareil d'inhalation. En y pensant plus sérieusement, il me sembla que l'éther dissoudrait la gomme élastique; j'en fis la question à M. Wightman, son avis fut pour l'affirmative; je lui fis la même question relativement à la soie huilée: je n'en sais rien, me répondit-il, mais je vous conseille de voir un chimiste nommé le docteur Jackson. J'achetai chez M. Wightman, un tube de verre (*glass tunnel*), un sac en gomme élastique, en chemin faisant, et je rentrai dans mon cabinet, j'envoyai Leavitt chez le docteur Gay, chimiste, pour lui soumettre cette simple question: « L'éther est-il de nature à dissoudre la gomme élastique? » Le docteur Gay n'était pas chez lui; en attendant, j'acquis la conviction que la bouteille et le verre n'étaient pas assez grands pour ce que je voulais faire; et afin de ne pas faire des dépenses inutiles, je dis au docteur Hayden que j'emprunterais un sac à gaz au laboratoire du docteur Jackson; il me conseilla alors de demander au docteur Jackson quelques renseignements sur les diverses qualités et préparations de l'éther: les chimistes, me dit-il, sont familiarisés avec ces choses là. J'approuvai cette idée, mais j'avais une crainte, c'était que le docteur Jackson ne pût deviner ce que j'expérimentais, et ne prit l'avance sur moi. J'állai chez le docteur Jackson pour lui emprunter un sac à gaz; je comptais aussi obtenir des informations plus précises, relativement aux différentes préparations de l'éther;

si toutefois je croyais pouvoir le faire sans mettre le docteur sur la voie des expériences que j'avais entreprises et m'en faire un concurrent. Je sais qu'en faisant cet aveu je m'expose à ce qu'on trouve que je n'étais pas animé par l'esprit le plus désintéressé d'enthousiasme philosophique entièrement dégagé de toutes vues de droits ou bénéfices personnels ; mais il suffira de dire que j'avais présents à la pensée les sacrifices faits par moi et les risques que j'avais courus pour cet objet ; je croyais être à la veille d'atteindre mon but, et cependant un autre, avec de meilleures occasions d'expérimentation, profitant de mes idées et de mes travaux, pourrait cueillir le fruit que j'avais sous la main !

Je demandai au docteur Jackson son sac à gaz (*gas bag*) : il me dit qu'il était chez lui : j'allai le chercher, et je revins dans le laboratoire. Le docteur Jackson me dit en riant : « Eh bien, docteur, voilà votre équipement complet ; il ne vous manque plus que le gaz. » Je répliquai, également en riant, qu'il n'y aurait peut-être pas besoin de gaz si la personne destinée à le prendre pouvait être amenée à croire qu'il y avait en effet du gaz ; et je rappelai l'histoire de l'homme qui était mort parce qu'on lui avait fait croire qu'il était emporté par une hémorrhagie, tandis que réellement il ne coulait que de l'eau distillée sur sa jambe ; mais, ajoutais-je, je n'ai point intention de faire ce tour. Il dit en riant que l'histoire était bonne : mais, ajouta-t-il gravement, je préférerais que vous ne tentassiez pas cette expérience, de peur que l'on ne vous croie un plus grand blagueur (*greater humbug*) encore que Wells avec son gaz oxyde nitreux.

Croyant l'occasion bonne pour aborder la question, je dis avec autant d'indifférence que je pus en feindre : Pourquoi ne pourrais-je pas donner de l'éther? — Vous pouvez le faire, me dit-il; et il me répéta ce qu'il m'avait déjà dit des élèves de Cambridge. Il ajouta que le patient serait hébété et stupéfié, que je pourrais en faire tout ce que je voudrais, qu'il serait hors d'état de se soutenir.

Comme nous étions entrés en matière, je lui adressai les questions que je voulais faire concernant les diverses qualités et préparations de l'éther. Il entra dans quelques détails sur les préparations; et pensant que s'il en avait, ce devrait être de la plus pure espèce, je lui demandai de me faire voir son éther : il m'en montra, mais en faisant observer qu'il était déjà préparé depuis quelque temps; et il me dit que j'en trouverais de parfaitement rectifié chez Burnett. Comme je m'en allais, le docteur Jackson me reconduisit jusqu'à la porte, et il me dit qu'il me recommandait quelque chose de meilleur que le sac à gaz pour administrer l'éther, et il me donna une bouteille avec un tube de verre y inséré. J'ai pris l'éther chez M. Burnett, et avec le tube et la bouteille, je me suis enfermé dans mon cabinet, et, assis dans le fauteuil d'opération, j'ai commencé à respirer l'éther. J'ai trouvé l'éther tellement fort, qu'il m'a suffoqué en partie; mais il a produit un effet décidé. J'en saturai mon mouchoir, et je l'inhalai. Je regardai ma montre; je perdis bientôt connaissance. En revenant à moi, je sentis de l'engourdissement dans mes jambes, avec une sensation semblable à un cauchemar. J'aurais donné le monde entier pour que quelqu'un vînt me réveiller. Je crus un moment que j'allais mourir dans cet état et que le monde ne fairait que prendre en pitié ou tourner en ridicule ma folie. A la fin, je sentis un léger chatouillement du sang à l'extrémité de mon doigt, et je m'efforçai de le toucher avec le pouce,

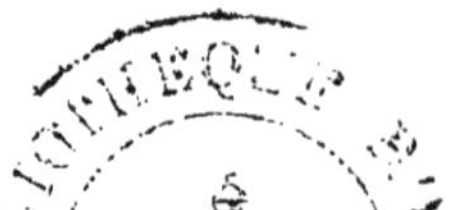

mais sans succès. Un deuxième effort m'amena à le toucher, mais sans éprouver aucune sensation. Peu à peu, je me trouvai solide sur mes jambes, et je me sentis revenu entièrement à moi; je regardai sur-le champ ma montre, et je calculai que j'étais demeuré insensible l'espace de sept à huit minutes.

Enchanté du résultat de cette expérience, j'annonçai immédiatement mon succès aux personnes employées chez moi, et j'attendis impatiemment que quelqu'un voulût se prêter à une complète épreuve. Dans la soirée, un homme demeurant à Boston (dont le certificat se trouve à l'appendice) se présenta chez moi; il souffrait beaucoup, et il demandait l'extraction d'une dent. Il redoutait l'opération, et il demandait à être magnétisé. Je lui dis que j'avais quelque chose de mieux que cela, et, saturant d'éther mon mouchoir, je le lui fis inhaler. Il perdit connaissance presque immédiatement : il faisait nuit. Le docteur Hayden tint la lampe pendant que je procédais à l'extraction d'une dent barrée qui tenait par de fortes racines. Il n'y eut pas beaucoup d'altération dans le pouls et aucun relâchement des muscles. Revenu à lui, au bout d'une minute, il ne savait rien de ce qu'on lui avait fait. Il resta quelque temps à causer de l'expérience, et je lui fis signer un certificat. C'était le 30 septembre 1846. Je considère cette opération comme étant la première démonstration de ce fait nouveau dans la science. Je ne sache pas que personne puisse citer une démonstration antérieure à cette date. Si quelqu'un peut le faire, je suis tout prêt à lui céder la priorité en matière de temps.

Je ferai une seule observation au sujet de mon entrevue avec le docteur Jackson. Il n'est pas nécessaire de traiter la question de l'origine de toutes les idées. Je suis tout disposé à reconnaître ce que je dois aux hommes et aux livres, en ce qui concerne mes renseignements et lumières à ce sujet. J'ai puisé un peu d'un côté et un peu de l'autre. J'ai appris par le docteur Jackson, en 1844, les effets de l'éther directement appliqué sur une dent malade, et j'ai éprouvé par les expériences que l'éther rendait graduellement le nerf insensible. J'ai appris aussi, en 1844, par le docteur Jackson, les effets de l'éther inhalé par les élèves du collége : ce fait a été corroboré par ce que m'a dit Spear et par ce que j'ai lu. J'ai connu les essais du docteur Wells pour appliquer le gaz oxyde nitreux (*nitrous ozide gaz*), à l'effet de détruire la douleur résultant des opérations chirurgicales. J'étais très-intéressé à détruire ou alléger la douleur dans le cours de mes opérations, et je me suis efforcé d'arriver à ce résultat par l'inhalation de l'éther, pensant bien que si l'éther pouvait rendre le nerf insensible, directement appliqué, il pourrait aussi, par le moyen de l'inhalation, détruire ou adoucir beaucoup le sentiment de la douleur en général. Si l'éther par moi employé le 5 avril avait été pur, je serais arrivé, dès ce jour-là, à ma démonstration; je reconnais en outre que plus tard j'ai dû au docteur Jackson de précieux renseignements sur les espèces et les préparations de l'éther, et que c'est lui qui m'a recommandé l'emploi de l'éther très-considérablement rectifié (1) de Burnett comme étant le plus sûr et le plus efficace. Mais là s'arrêtent les obligations que je lui ai personnellement. J'aurais pu tirer de tout autre chimiste instruit, ou puiser dans certains livres, tout ce qu'il m'a communiqué. Il ne m'a pas mis sur la voie des expériences;

(1) *Highly rectified ether.*

lorsqu'il m'a recommandé l'éther sulfurique considérablement rectifié ; l'effet par lui prévu était uniquement la stupéfaction qui n'était pas inconnue ; du reste, il ne donnait pas la plus légère atteinte de cette insensibilité, relativement à la douleur, qui a été démontrée, et qui a étonné le monde scientifique.

Aussitôt que l'homme dont la dent avait été extraite eut quitté mon cabinet, je m'entretins, avec le docteur Hayden, de la meilleure manière de faire valoir cette découverte. Nous fûmes d'avis que le mieux était d'en faire part aux chirurgiens de l'hôpital ; mais, comme il s'écoulerait quelque temps avant qu'une opération fût pratiquée, je crus devoir chercher quelque assurance qui engageât mes clients à prendre l'éther. J'allai voir l'homme qui en avait pris, il se portait très-bien ; j'allai ensuite chez le docteur Jackson, à qui je fis part de ce que j'avais fait : je lui demandai un certificat constatant que cet éther était inoffensif dans ses effets. Il réfusa positivement de me livrer ce certificat ; je lui déclarai que je m'adresserais aux premiers chirurgiens et que je ferais approfondir la question. J'allai voir le docteur Warren, qui me promit de me fournir bientôt l'occasion de faire une expérience. Bientôt après, je reçus l'invitation qui figure à l'appendice.

En attendant, je procédai, dans mon cabinet, à de nouvelles expériences suivies de différents effets. J'administrai l'éther à un petit garçon : il n'en résulta pas d'autre effet qu'un malaise, accompagné de vomissements. Le petit garçon fut reconduit chez lui en voiture, et un médecin déclara qu'il avait été empoisonné. Ses amis étaient furieux : on parlait de m'attaquer en justice. La nouvelle de mes expérimentations heureuses s'étant répandue dans les journaux, à mon insu, plusieurs personnes se présentèrent chez moi pour se faire administrer l'éther. J'en donnai à une dame; l'unique effet produit fut un engourdissement. Aspiré (ou inhalé) au moyen de l'appareil désigné par le docteur Jackson, l'éther produisait la suffocation : je fus forcé d'abandonner ce mode. Ayant pris chez M. Wightman un tube de verre conique, j'insérai une éponge saturée à l'extrémité la plus éloignée; cette dame aspira ainsi... De cette manière, elle parut être dans un état peu naturel, mais elle continuait de parler, et elle refusait de se laisser arracher sa dent; je lui fis une petite promesse, ce qui la décida. Je fis l'extraction de la dent sans que rien chez elle ne décélât la moindre douleur : pas un muscle ne bougea. Son pouls donnait 90 pulsations ; sa figure était très-colorée, et, après être revenue à elle, elle demeura longtemps assoupie. Cette expérience me donna la conviction de ce qui est aujourd'hui bien prouvé, c'est que l'état de pleine connaissance demeurera quelquefois après la cessation de la sensibilité.

J'administrai ensuite l'éther à mademoiselle L..., âgée d'environ 25 ans. L'effet produit sur elle fut très-alarmant; elle bondit de dessus le fauteuil, sauta en l'air; elle criait; et ce fut avec peine que l'on put la faire asseoir. Revenue à elle, elle ignorait complétement ce qui s'était passé, elle voulut que je lui en administrasse encore. Je le fis avec un succès parfait et je fis l'extraction de deux dents molaires. Je fis encore d'autres expériences avec plus ou moins de succès, donnant surtout mon attention à la manière d'administrer l'éther.

Le moment approchait où l'expérience devait avoir lieu à l'hôpital; j'étais excessivement inquiet, jour et nuit dormant à peine, ne mangeant presque pas; je travaillais au perfectionnement de l'appareil et je poursuivais mes investigations générales sur la matière.

J'allai voir le docteur Gould, médecin qui s'est beaucoup occupé de chimie; et je lui communiquai mes anxiétés et mon embarras ; il me témoigna beaucoup de sympathie; il me prêta toute son attention, et toutes les nuits nous travaillâmes à esquisser des modèles d'appareil : ce fut lui qui, le premier, me suggéra l'idée d'un antidote dans les cas où les effets seraient mauvais, et qui me fit substituer le bon système à celui que je pratiquais.

L'opération devait avoir lieu à 10 heures; je me levai au petit jour; je me rendis chez M. Chamberlain, fabricant d'instruments; en le pressant vivement, j'obtins la possession de mon appareil après 10 heures sonnées; j'entrais dans la salle au moment où le docteur Warren allait commencer l'opération n'espérant plus me voir arriver. Le compte-rendu détaillé de cette opération se trouve dans la communication du docteur Warren. Il y avait grande affluence. L'intérêt excité était à son apogée : on désirait vivement être dans le secret des sensations du patient ; après l'opération, le patient fit la description de son état; et le docteur Warren déclara qu'il croyait que le patient avait été insensible à la douleur : on se figurera ce que j'éprouvais mieux que je ne le saurais dire. Je fus invité à administrer l'éther le lendemain dans une opération sur une tumeur. L'opération fut pratiquée avec un succès parfait par le docteur Hayward.

Le 23 octobre, je vis le docteur Jackson pour la première fois depuis l'entrevue dont j'ai parlé. J'emprunte ma narration de cette entrevue à un mémoire rédigé au moment même ; sa fidélité est attestée par deux témoins très-recommandables, présents à la conversation. Il dit que son attention avait commencé à être éveillée quand il avait appris que je réussissais avec l'éther; M. Eddy lui avait dit que je me proposais de prendre un brevet, et que je ferais une bonne affaire. — Je répondis que tout cela m'avait occasionné bien du tourment et des dépenses, mais que je pensais pouvoir en tirer parti. — Je le crois aussi, ajouta-t-il, et je crois que je devrais vous demander une rétribution, à titre d'honoraire pour les conseils que je vous ai donnés. — Je lui demandai pourquoi il soulèverait cette prétention plutôt en ce cas que pour tous les autres conseils qu'il pouvait m'avoir donnés dans le cours de nos précédentes relations spécifiées au commencement de ce mémoire. — Il me dit : Mon conseil vous a été utile; vous ferez une bonne affaire avec le brevet, et vous me devez bien un dédommagement (*Compensation*); — et je vous le donnerai, dis-je, si le brevet me rapporte beaucoup indépendamment des produits de mes autres affaires.—Il me dit alors qu'il me demanderait 500 dollars.— Je lui dis : je vous les donnerai, si 10 pour 0/0 sur les bénéfices nets du brevet s'élèvent à cette somme. — Je suis très content de cet arrangement, me dit-il. » Ainsi finit cette entrevue.

Le lendemain matin, il raconta à M. R. H. Eddy ce qui s'était passé; et deux ou trois jours après, M. Eddy me suggéra l'idée qu'au lieu de donner un honoraire au docteur Jackson, je devrais l'intéresser dans le brevet, en lui donnant 10 pour 0/0 sur les bénéfices nets. M. Eddy me suggérait cette idée par amitié pour le docteur Jackson qu'il désirait voir avantagé. Il ajouta que le brevet aurait ainsi l'avantage du nom et de la science du docteur Jackson; que celui-ci serait ainsi intéressé à donner son attention à la préparation et à l'appareil, et que nous pourrions prendre l'avance sur les améliorations qui pourraient être suggérées par d'autres.

Il ajouta que si un procès s'engageait (et si le docteur Jackson était appelé à déposer, comme il le serait indubitablement), l'assistance qu'il m'avait donnée pourrait devenir une arme entre les mains des tiers qui attaqueraient le brevet, à l'effet d'invalider mon titre à être réputé inventeur. A ce moment les dentistes avaient organisé une résistance formidable à l'emploi de l'éther, et tous les *Magazines* ou revues médicales de l'union, à l'exception de Boston, s'étaient prononcés contre ce procédé. Je sentais le besoin de m'entourer de toute l'assistance que je pourrais me procurer : j'avais la conscience que je péchais par l'absence d'une éducation scientifique complète; tous ces motifs me déterminèrent à accéder à la demande de M. Eddy. Mais il ne m'était pas venu alors à la pensée que le docteur Jackson prétendit être l'inventeur; sous ce rapport, je me réfère aux affidavits (déclarations sous serment) de messieurs Eddy.

Je continuai d'administrer l'éther dans mon cabinet; et dans les premiers jours de novembre, je demandai au docteur Hayward la permission de l'administrer dans un cas d'amputation, qui, à ce que j'avais appris, devait avoir lieu à l'hôpital. Le docteur H. J. Bigelow avait assisté à mes expériences dans mon cabinet, y prenant un vif intérêt; il avait rédigé un mémoire dont il a donné lecture à la société de Boston (société de perfectionnements médicaux de Boston), et ensuite à l'Académie américaine des arts et des sciences.

Les chirurgiens de l'hôpital déclarèrent qu'ils croyaient de leur devoir de refuser l'emploi de la préparation jusqu'à ce qu'ils sçussent ce que c'était. J'écrivis sur-le-champ au docteur Warren, doyen des chirurgiens, lui donnant la clé de toute l'affaire. L'opération eut lieu le 7 novembre. Environ une demi-heure avant, le docteur H. J. Bigelow vint me prévenir qu'il désirait que je fusse sur les lieux dans le cas où l'on jugerait à propos de m'admettre. Je restai quelque temps dans la salle d'attente : il fut décidé par les chirurgiens que l'on autoriserait l'expérience, et j'administrai l'éther avec un succès complet. C'était le premier cas d'amputation. Je ferai remarquer aussi que le docteur Jackson n'était pas en ville à ce moment, et qu'il ignorait entièrement l'opération.

Le 21 novembre, j'administrai l'éther dans une opération pour une tumeur, à Broomfield House, en présence d'un grand nombre de médecins parmi lesquels je distinguai le docteur Jackson. C'était la première fois qu'il voyait administre l'éther ; seul, je l'avais administré à Boston ou ailleurs, du moins à ce que je sache. Dans cette circonstance, le docteur Jackson ne parut que comme simple spectateur.

Du 2 janvier 1847 date le premier acte indiquant aux chirurgiens qu'il eut quelque intérêt dans l'affaire. Ce jour-là, il se rendit à l'hôpital avec du gaz oxigène comme servant d'antidote à l'asphyxie qu'il avait appris avoir été produite par l'éther. Mais, avant cette époque, les chirurgiens avaient acquis la conviction qu'il n'y avait pas d'asphyxie. A la seule exception près d'une observation faite au docteur Warren, consignée dans ses depêches (ou communications), aucun des chirurgiens ou des autres personnes se livrant à ces expériences ne s'est imaginé, soit d'après ce qu'aurait pu dire M. Jackson lui-même, soit d'après sa conduite, qu'il dût se rattacher en aucune manière à cette découverte; qu'il fut personnellement responsable de l'emploi de la préparation ; qu'il eût des titres à s'honorer de son succès ; ou qu'il fût passible du désagrément de l'insuccès, si la mort ou une grave indisposition avait atteint quelqu'un à l'issue de l'opération ; dans ces hypothèses, le docteur Jackson n'aurait pas pu le moins du monde être incriminé. Ce n'est qu'après tout danger passé, après la certitude acquise du succès, après l'appel de l'attention du monde sur cette découverte, après l'impuissance démontrée de la résistance formidable des dentistes et de toutes les revues et sociétés médicales, c'est après tout cela que le docteur Jackson a commencé à se mêler de l'affaire, et qu'il a élevé la prétention d'avoir deviné les effets de la découverte et de me les avoir communiqués.

Le 19 octobre, aussitôt que j'eus acquis la certitude du succès, j'écrivis à mon ancien associé le docteur Wells pour l'informer de ce que j'avais fait. Je le priais de venir à Boston et de m'aider à exploiter la découverte dans l'extraction des dents. Sa réponse est à l'appendice ; elle est en date du 20 octobre 1846. Il vint à Boston, et assista a plusieurs expériences dans mon cabinet : il exprima l'alarme qui s'emparait de lui ; il dit que je pourrais bien tuer quelqu'un, et que je me mettrais mal dans mes affaires. Il me quitta brusquement, mais sans faire valoir aucun titre à la découverte, bien qu'il eut pu reconnaître l'éther et que je lui eusse dit franchement que c'était de l'éther. Je puis aussi citer l'autorité du docteur Warren et celle du docteur Hayward pour déclarer que le docteur Wells ne fit aucune allusion à l'éther, du moins à ce qu'ils sachent, lorsqu'il fit son expérience à Boston, en 1845.

Je sais très-bien qu'une communication adressée à une

Académie qui s'occupe des sciences et non des personnes, ne me donne pas le droit de discuter la question de mes titres au mérite d'une découverte contrairement aux prétentions émises par d'autres. Je me suis borné à raconter les seuls faits de nature à jeter du jour sur l'historique de cette démonstration. Si ces faits invalident les prétentions d'autres personnes, j'ai le droit de profiter de cet avantage ; mais le présent mémoire n'a pas pour but d'exposer tous mes titres comparatifs en regard des prétentions du docteur Jackson ou du docteur Wells. Si l'affaire était portée devant un tribunal et que la discussion fût ouverte, je me disposerais avec empressement à la plaidoirie, et je me soumettrais volontiers à la décision de tout arbitre éclairé. J'ai proposé cet expédient au docteur Jackson, il a refusé.

En justice, je dois dire que je me suis pressé de prendre mon brevet, avant même de savoir positivement l'immense avantage que l'on pourrait tirer de cette découverte : outre le mobile du bénéfice et de la rémunération pour moi-même, je pensais qu'il serait bon de mettre des restrictions à un agent si puissant qui pourrait servir aux plus criminels objets. J'accordai la franchise des droits à tous les établissements de charité, et j'offris de vendre le droit aux chirurgiens et médecins pour un prix très-modique, prix tel que personne ne pourrait s'en plaindre. Je ne doutais pas que les autorités compétentes n'enlevassent la chose aux mains des particuliers, si le bien public l'exigeait, en indemnisant avec justice l'inventeur qui avait risqué sa réputation et sacrifié son temps et son argent. Mais l'usage en étant devenu aujourd'hui général, et presque nécessaire, j'ai depuis longtemps renoncé à la vente des droits : le public emploie l'éther librement; et je crois être la seule personne au monde pour qui cette découverte ait été un sacrifice pécuniaire.

Le très-respectueux et obéissant serviteur de l'*Académie*,

Signé WILLIAM T. GREEN MORTON.

A Boston, Etats-Unis d'Amérique, le 31 juillet 1847.

PIÈCES JUSTIFICATIVES.

Boston, 25 mars 1847.

Je soussigné Grenville G. Hayden, demeurant à Boston, dans le comté de Sulfolk, Etat de Massachusetts, dentiste, déclare sous la foi du serment :

Que vers la fin de juin 1846, le docteur William T. G. Morton est venu me voir à mon cabinet, n. 23 Tremont Row ; il m'a dit qu'il désirait faire quelqu'arrangement avec moi pour que je le relevasse de tout soin, quant à la surveillance des personnes employées pour lui à fabriquer des dents, et de toutes les autres affaires de son cabinet. Pour m'expliquer ce qui l'engageait à me déléguer cette surintendance des affaires de son cabinet, il me dit avoir en tête une idée se rattachant à l'art du dentiste; il pensait que ce serait une des plus grandes choses qui eussent jamais été connues : il désirait, dit-il, la perfectionner et consacrer à son développement toute son attention et tout son temps. Il était très-pressant : conformément à sa demande, je conclus avec lui, ce même jour, un engagement... Je lui demandai son secret. — « Oh ! me dit-il, vous le connaîtrez bientôt. »

— J'insistai pour le savoir, et il finit par me dire dans la soirée (c'est-à-dire le soir du dernier jour de juin 1846) que c'était une découverte qu'il avait faite et qui lui permettrait d'extraire les dents sans douleur. Je lui demandai si ce n'était pas ce qu'employait le docteur Wells, son ancien associé. Il me répondit : non ; cela n'y ressemble pas du tout. C'est quelque chose que ni lui ni d'autres n'ont jamais employé. — Il me dit en avoir déjà fait l'essai sur un chien et il me décrivit ses effets sur lui. Ces effets (d'après la description qu'il m'en donna) sont exactement semblables aux effets de l'éther sur des personnes qui se sont soumises à son influence, ainsi que je l'ai observé moi-même. Tout ceci se passait en juin 1846. Il me pria de ne pas parler de ce qu'il m'avait dit.

Un mois environ après ou le 1er août 1846, le docteur Morton me demanda où il pourrait se procurer de l'éther sulfurique pur ; et il me pria d'aller à la pharmacie de Joseph Burnett et d'y acheter une fiole de quatre onces pleine d'éther : il désirait, me dit-il, l'emporter avec lui, attendu qu'il se disposait à quitter la ville pour se rendre à West-Needham, où il résidait à cette époque. Vers le même temps, il m'expliqua la nature et les effets de l'éther, et il me dit que s'il pouvait trouver un client décidé à inhaler une certaine quantité de gaz d'éther, cela produirait l'absence du sentiment de la douleur de l'extraction des dents (l'insensibilité) : il essaya de m'engager à en prendre. Le docteur Morton me dit en avoir respiré lui-même et que cela ne faisait pas de mal : au même moment, il essaya d'amener trois jeunes gens qui travaillaient dans le cabinet (trois aides) à prendre le gaz : on était alors au mois d'août 1846. Il me parlait sans cesse de sa découverte ; depuis l'époque de mon engagement avec le docteur Morton, celui-ci me disait fréquemment qu'il avait perfectionné presque toutes les branches de l'art du dentiste, sauf l'extraction des dents sans douleur, et qu'il était décidé à atteindre ce résultat. Mais vers la fin de septembre, il me laissa entendre que, sous quelques rapports, sa découverte n'opérait pas d'une manière très-parfaite, et en ma présence, il consultait ses livres afin d'apprendre quelque chose de plus sur l'éther.

A ce propos, je lui conseillai de cousulter quelque chimiste à cet égard. Le docteur Morton envoya Francis Whitman s'informer si le docteur Jackson était chez lui; Francis revint dire que le docteur n'était pas chez lui. Toutefois, le lendemain, c'est-à-dire vers le dernier jour de septembre 1846, le docteur Morton dit que ce jour-là il avait vu le docteur Jackson ; et il avait tiré de lui une indication qui lui permettrait de faire disparaître la dernière difficulté restante. Le docteur Morton disait que dans sa conférence avec Jackson on avait parlé librement du gaz oxyde nitreux et du gaz d'éther et de l'air atmosphérique, comme exerçant de l'influence sur l'imagination du patient, et de diverses expériences faites avec ces gaz sur des élèves du collége de Cambridge : on avait également traité des expériences du docteur Wells et des siennes avec le gaz oxyde nitreux ; mais il n'avait pas dit au docteur Jackson qu'il eût fait précédemment des expériences sur le gaz d'éther... Le même jour, le docteur Morton me dit qu'il venait de faire un nouvel essai de l'éther, conformément à la suggestion de Jackson; il avait fait cet essai sur lui-même, et il était demeuré insensible sept ou huit minutes, montre en main.

La première expérience heureuse sur un patient eut lieu le 30 septembre 1846. Le patient avait inhalé de l'éther sulfurique sur une étoffe pliée en deux, et alors une dent lui avait été arrachée sans douleur. Nous fîmes ensuite diverses expériences de la même manière : toutes échouèrent complétement. Le docteur Morton me dit que le docteur Jackson lui avait recommandé un certain appareil qu'il lui avait prêté et qui était tiré de son laboratoire; cet appareil se composait d'un tube de verre, d'égal volume dans toute son étendue ayant un goulot et trois pieds de longueur. Même échec complet avec cet appareil; toutes nos expériences, sauf une seule exception, venant ainsi à manquer, nous pensâmes qu'il fallait chercher un autre appareil : c'est à ce moment que le docteur Morton se procura chez M. Wightman, demeurant à Cornhill, un tube de verre conique : en y insérant une éponge saturée d'éther, au plus grand bout, nous arrivâmes à de meilleurs résultats, et nos expériences commencèrent à prendre une tournure plus flatteuse.

Cependant notre succès n'était pas uniforme, et il était loin d'être parfait. A cette époque, le docteur Morton pensa que notre insuccès pourrait bien tenir à ce que jusque-là, dans toutes nos expériences, le patient avait aspiré la vapeur expirée rentrée dans le tube, inhalant ainsi toujours le même gaz. Il dit qu'il faudrait faire passer l'air expiré dans l'atmosphère environnante; et il me pria de faire un modèle d'appareil au moyen duquel l'air passerait dans le vaisseau, se combinerait avec l'éther, et serait inhalé dans les poumons, tandis que l'air expiré serait rejetté dans l'appartement. Cette idée, ainsi qu'elle se présentait à lui et qu'il me la communiquait, fut élaborée d'une manière complète : elle répond minutieusement à l'appareil actuellement employé dans ce pays et en Europe, et pour lequel le docteur Morton a demandé un brevet. Je lui répondis qu'il avait exposé son idée avec tant de clarté qu'il n'aurait pas de peine à faire confectionner par un fabricant d'instruments philosophiques, un appareil à inhaler parfaitement approprié, sans avoir besoin de modèle ; et je lui recommandai M. Chamberlain, demeurant, School street ; il s'adressa à lui, et ce fabricant lui fit le premier instrument à inhaler (*inhaler*) comme il le désirait. Avec cet appareil nous avons eu presque constamment du succès jusqu'à ce jour ; les résultats sont bien connus de tous.

Je déclare encore que dans la soirée du 30 septembre 1846, après la première expérience qui avait réussi, le docteur Morton parla d'aller à l'hôpital faire usage de l'éther, et faire connaître la nouvelle découverte. Après diverses autres expériences couronnées de succès, s'offrit de nouveau la question de savoir de quelle manière il faudrait présenter la découverte au public : le docteur Morton dit que le docteur Jackson avait refusé d'encourager la découverte ou d'aider à la mettre en avant : en conséquence, il irait voir le docteur Warren, et il ferait introduire la découverte dans l'hôpital général de Massachussetts... Il sortit et rentra peu de temps après, déclarant que le docteur Warren était convenu de lui offrir l'occasion d'employer la vapeur, aussitôt que la chose se pourrait faire dans l'hôpital.

Pendant plus de quatre semaines après notre première expérience, on savait parfaitement, et l'on disait souvent, dans le cabinet, que le docteur Jackson repoussait toute participation, tout titre ou intérêt dans la découverte : il ne s'est jamais trouvé dans le cabinet du docteur Morton pendant toutes nos expériences, à ce que je sache, jusqu'au 21 octobre ; et je n'ai jamais eu connaissance que le docteur Morton se fût consulté avec le docteur Jackson autant qu'avec beaucoup d'autres, où autrement qu'une seule fois : signé, GRENVILLE G. HAYDEN.

Etat de Massachussetts ; comté de Suffolk.

Boston 31 juillet 1847.

Le sus-nommé Grenville G. Hayden a comparu en personne, et duement assermenté, il a certifié sous serment, la fidélité de la déclaration ci-dessus qu'il a signée : Devant moi : signé, William Whiting, juge de paix.

« Nous soussigné, consul de France à Boston, certifions » que la signature apposée ci-dessus est véritablement celle » de M. William Whiting, juge de paix en la ville de Boston » ùo il exerce cette fonction, et que foi doit y être ajoutée » tant en jugement que hors. En témoignage de quoi nous » avons signé les présentes, et y avons apposé le sceau du » consulat de France; Boston, le 31 juillet 1847; et plus bas, » ainsi signé avec paraphe et le timbre officiel en marge : » MAX. ISNARD : (solvit. Reçu 12 fr. 50 cent. § 2, 37 1/2. n° 58 du tarif). »

Boston, le 25 mars 1847.

Je soussigné William P. Leavitt, demeurant à Boston, dans le comté de Suffolk, état de Massachussetts, déclare sous la foi du serment :

Qu'environ huit jours après que le docteur Hayden fut venu pratiquer les opérations de dentiste conjointement avec le docteur Morton, auprès de qui j'étais alors élève, c'est-à-dire vers le 1er juillet 1846, le docteur Morton entra dans son arrière cabinet ; il était fort agité, et il s'écria, en proie à une grande animation (autant du moins que je puisse me rappeler ses propres paroles) : « Je le tiens maintenant: « je conduirai mes clients dans le premier salon, et je leur « extraierai leurs dents ; puis je les ramènerai dans l'arrière « cabinet, je leur poserai un ratelier, et je les renverrai sans « qu'ils aient le moindre sentiment de l'opération. »

Quelques jours après, vers le 1er août 1846, le docteur Morton demanda au docteur Hayden où il pourrait se procurer de l'éther très-pur. Le docteur Hayden l'engagea à en faire demander chez Brewers, Stevens et compagnie. Le docteur Morton m'appela de derrière le paravent, et il me pria d'aller chez Brewers Stevens, et compagnie demander de l'éther pur. Il me dit de garder le silence à cet égard. Il désirait que j'eusse bien soin de ne pas leur laisser savoir pour qui était cet éthers : Brewer, Stevens et compagnie devaient ignorer de chez qui je venais et où j'allais. J'achetai de l'éther sulphurique : je dis à Brewers que je devais l'envoyer à la campagne, et je demandai que la facture fût faite au nom d'une personne demeurant à la campagne : je ne me rappelle pas le prête nom dont je me servis.

Je rapportai l'éther à la maison, et je le donnai au docteur Morton. Quelque temps après, le docteur me pria d'aller chez le docteur Gay et de lui demander si l'éther dissoudrait la gomme élastique, attendu qu'il voulait mettre de l'éther dans une bouteille ou un sac de cette substance. Je partis pour cette visite; mais je ne pus trouver la résidence du docteur Gay, et le lendemain je fis part du résultat de ma démarche au docteur Morton. Une semaine après, le docteur Morton me dit que si je pouvais trouver un homme ayant une dent à extraire, et qui voulût se prêter à une expérience tout-à-fait inoffensive sur sa personne, il me donnerait cinq dollars : il me chargea, ainsi que Thomas R. Spear, de cette commission. Nous allâmes sur les quais, et nous fîmes la proposition à beaucoup de monde : tout le monde refusait de venir avec nous, de sorte que nous rentrâmes sans ramener personne. Le docteur Morton me demanda de faire l'essai sur moi-même ; je refusai : il dit alors qu'il en avait pris, que cela ne faisait aucun mal, et que s'il désirait en faire prendre à une autre personne, c'était pour constater les effets de ses propres yeux. Le docteur Hayden dit : Thomas en prendra bien : Thomas dit qu'il n'en prendrait pas, qu'il n'avait pas de dent à se faire arracher ; mais il finit par dire : oui j'en prendrai ; et s'adressant à moi : et vous, n'en prendrez-vous pas? — Nous en prîmes tous les deux dans la soirée en l'inhalant sur un mouchoir. Thomas en prit d'abord : je restai auprès de lui : il parut s'assoupir profondément, laissant glisser le mouchoir ; lorsqu'il reprit connaissance, il était très-agité ; je fus obligé de le tenir sur le fauteuil. Revenu à lui, il paraissait enchanté des sensations qu'il avait éprouvées, si enchanté qu'il ne trouvait pas d'expressions pour les définir. Il me persuada d'en inhaler moi-même ; je lui dis que je le ferais s'il quittait la salle : j'en pris, les effets furent presque les mêmes ; ainsi signé : WILLIAM P. LEAVITT.

Suffolk, 13 août 1847. Attesté sous serment devant moi William Whiting, juge de paix.

« Nous soussigné, consul de France à Boston, certifions » que la signature apposée cidessus est véritablement celle » de M. William Whiting l'un des juges de paix de la ville de » Boston : et que foi doit y être ajoutée tant en jugement » que hors. En témoignage de quoi, nous avons signé les

» présentes, et y avons apposé le sceau de ce consulat. » Boston, le 14 août 1847; ainsi signé avec paraphe et le » timbre officiel en marge : MAX. ISNARD. » (Solvit. Reçu 12 f. 50 cent., § 2, 37 1/2. n° 58 du tarif).

Boston, le 25 mars 1847.

Je soussigné Thomas R. Spear, *Junior*, demeurant à Boston, dans l'état de Massachussetts, déclare que vers le 1er août 1846, à la demande du docteur Morton, j'inhalai une partie de l'éther sulfurique que William P. Leavitt avait rapporté de chez Brewers, Stevens et compagnie, dans une fiole *demi (John)*, dans le cabinet du docteur Morton. Les autres aides du cabinet, craignaient de le prendre; mais ayant pris moi-même ce que je pensais être la même chose, auparavant, à l'Académie de Lexington, je n'hésitai pas à le prendre lorsque je sus ce que c'était.

Environ huit jours après que l'éther avait été acheté chez Brewers, Stevens et compagnie, le docteur Morton attendait quelques personnes dans son cabinet pour être témoins de l'expérience : il m'offrit de l'argent si je voulais venir et inhaler l'éther. J'allai chez moi; je consultai mes parents; ils m'engagèrent à ne pas y aller. J'avais souvent entendu dire au docteur Morton que lorsqu'il aurait complété son invention pour l'extraction des dents sans douleur, il serait content.

Après que le docteur Hayden fut venu s'installer au cabinet, le docteur Morton sembla tout-à-fait absorbé par les travaux de sa découverte : il avait un grand nombre de bouteilles, un sac de gomme élastique, etc., etc.; il s'en servait pour ses expériences dans la petite chambre attenant au cabinet : souvent il s'y renfermait.

Le docteur Morton m'offrit cinq dollars si je pouvais lui amener à son cabinet quelqu'un qui consentit à se prêter à l'expérience, et à qui l'on enleverait une dent pendant qu'il se trouverait sous l'influence du gaz : en conséquence, j'allai avec M. P. Leavitt, faire un tour sur les quais, cherchant quelqu'un pour l'expérience : nous ne trouvâmes personne disposé à tenter l'expérience.

Signé : THOMAS R. SPEAR, *Junior.*

État de Massachusselts, comté de Suffolk : Boston, 31 juillet 1847.

Le susnommé Thomas R. Spear *Junior*, a comparu en personne devant moi; et après avois prêté serment en due forme, il a attesté la fidélité de la déclaration ci-dessus par lui signée.

Devant moi : *Signé* WILLIAM WHITING, juge de paix.

« Nous soussigné d'autre part, Consul de France à Boston, » certifions que la signature apposée ci-contre est véritable- » ment celle de M. William Whiting, juge de paix de la ville » do Boston, où il exerce cette fonction, et que foi doit y être » ajoutée tant en jugement que hors. En foi de quoi nous » avons signé les présentes et y avons apposé le sceau du Con- » sulat de France : Boston, le 31 juillet 1847; et plus bas ainsi » signé avec paraphe et le timbre officiel en marge : MAX. ISNARD.» (Solvit. Reçu 12 fr. 50, § 2. 37 1/2, n. 58 du tarif).

Boston, 25 mars 1847.

Je soussigné, Francis Whitman, demeurant à Boston, dans le comté de Suffolk, état de Massachussetts, élève dentiste, déclare sous la foi du serment ce qui suit :

J'ai souvent entendu dire au docteur Morton qu'il avait découvert un moyen pour extraire les dents sans douleur. Cette découverte paraissait être le sujet de ses études et de ses investigations pendant la majeure partie de l'année dernière, 1846. Un jour (c'était, je crois, avant juillet 1846), le docteur Morton parlant des améliorations et perfectionnements qu'il avait introduits dans sa profession, et d'un perfectionnement en particulier, disait que s'il pouvait seulement extraire les dents sans douleur, il ferait beaucoup de bruit dans le monde. Je répondis que j'avais peine à croire que cela pût se faire. Il dit qu'il croyait la chose possible, et qu'il trouverait bien quelque chose pour arriver à ses fins.

Dans sa conversation en juillet, le docteur Morton disait qu'il faisait entrer ses patients par une porte, qu'il leur enlevait leurs dents sans douleur et sans qu'ils s'en doutassent, puis il les faisait passer dans un autre salon où il leur posait un ratelier.

Je me rappelle avoir vu un jour le docteur Morton entrer dans le cabinet tout radieux ; il s'écriait : je l'ai enfin trouvé: et désormais je pourrais extraire les dents sans douleur, je ne me rappelle pas ce qui suivit; mais quelque temps après, il voulait que l'un de nous prit de l'éther et il envoya Thomas et William en ville, afin de chercher un homme qui consentit à ce que l'expérience se fit sur sa personne. Après tout cela, le docteur Hayden engagea le docteur Morton à consulter quelque chimiste relativement à cette découverte. A la demande du docteur Morton, j'allai m'informer si le docteur Jackson était de retour (il n'était pas en ville à ce moment); on me dit à son domicile qu'il était encore absent.

Je dis au docteur Morton que je savais ce qu'avait acheté William, et j'ajoutai que c'était de l'éther chlorique. Le docteur Morton dit qu'il voudrait bien savoir si l'éther dissoudrait la gomme élastique et il envoya William P. Levaitt chez le docteur Gay pour s'en informer.

Vers cette époque, le docteur Morton me pria de me procurer des ouvrages sur la chimie et de voir ce que l'on y disait de l'éther. Je le fis et je lui donnai lecture de ce que j'avais trouvé. Je crois qu'il alla voir chez Burnett s'il ne pourrait pas trouver quelque chose à cet égard.

Après que les journaux eurent parlé pour la première fois de la découverte, j'allai voir le docteur Jackson qui me parla de quelques-unes des annonces faites dans les journaux; mais immédiatement après, il dit que peu lui importaient les annonces que faisait faire le docteur Morton, si son nom, à lui, n'y figurait pas. Huit ou quinze jours après cette conversation, j'allai voir le docteur Jackson qui me demanda comment cela allait avec le gaz; je lui répondis : mais cela va parfaitement. Il me dit : je ne savais pas l'effet que cela ferait dans l'extraction des dents, mais je connaissais bien les effets de l'éther au collège sur les élèves, puisque la Faculté dût demander un certificat à un médecin à l'effet de constater que son usage leur était nuisible, afin de les empêcher d'en user; mais, répétait-il, je ne savais pas du tout ce que cela pourrait faire quant à l'extraction des dents : Ainsi signé : Francis Whitman.

Etats de Massachussets, Comté de Suffolk.

Boston, 31 juillet 1847.

Le susnommé Francis Whitman a comparu en personne

et dûment assermenté ; il a attesté la fidélité de la déclaration ci-dessus par lui signée.

Devant moi,

Ainsi, *signé* WILLIAM WHITING,

juge de paix.

« Nous soussigné, d'autre part, Consul de France à Boston, » certifions que la signature apposée d'autre part de ces pré» sentes, est véritablement celle de M. William Whiting, » juge de paix en la ville de Boston, où il exerce cette fonc» tion, et que foi doit y être ajoutée tant en jugement que » hors. En foi de quoi nous avons signé les présentes et y » avons apposé le sceau du consulat de France,

« Boston, le 31 juillet 1847 : Ainsi signé avec paraphe et » le timbre officiel en marge : MAX ISNARD. » —(Solvit : reçu : 12 f. 50 c., § 2, 37 1/2. n° 58 du tarif).

---

30 Court-street, vendredi, 4 juin 1847.

A Monsieur Ed. WARREN.

Monsieur, en lisant la brochure que vous avez bien voulu m'envoyer, je me trouve connaître un fait avancé par un des déclarants. Dans une controverse si intéressante pour le public et si importante pour les parties, je crois que tout le monde a droit à tous les renseignements que chacun peut avoir entre les mains. Je me rappelle parfaitement que les docteurs Morton et Hayden se présentèrent à mon cabinet dans un après-midi de l'été dernier (en me référant à mes registres, je trouve la date certaine du 31 juin 1846).

Ces messieurs voulaient que je leur rédigeasse un traité. Ils me firent part de leurs intentions; les voici en substance : Le sieur Hayden devait quitter son établissement pour aller s'installer dans celui du sieur Morton et y prendre l'entière direction des travaux qui s'y exécutaient pour la partie mécanique de l'art du dentiste. Les affaires devaient se faire au nom du docteur Morton, qui serait responsable vis-à-vis du public; mais le docteur Hayden se chargerait des travaux. Le docteur Morton serait libre de travailler et de diriger ou ordonner les travaux à son gré, mais il ne serait pas tenu de ce soin. Sur ce point, le docteur Morton était très-explicite, se réservant le droit de contrôler ou travailler quand bon lui semblerait et lorsqu'il lui plairait, mais s'affranchissant personnellement de toute obligation de le faire. Le docteur Hayden devait recevoir, à titre d'indemnité, une large part du bénéfice dans les affaires.

Le docteur Morton était venu quelquefois chez moi pour affaires, et je connaissais un peu les siennes. Je savais qu'il s'occupait presque exclusivement de la partie mécanique de l'art du dentiste; qu'il y avait consacré son temps et son attention avec beaucoup d'énergie; que c'était sur cela qu'il comptait pour ses succès et même pour sa subsistance. Par ce motif, j'eus quelque peine à bien saisir les intentions des parties; je rédigeai deux ou trois projets de traité : aucun n'était satisfaisant. A la fin, le docteur Morton s'expliqua plus catégoriquement : il me dit que son but était de s'affranchir de toute obligation de travailler et de toute responsabilité autant que possible, attendu qu'il voulait donner toute son attention à une autre matière. En conséquence, le traité fut rédigé dans ce sens : ce paraissait être l'unique objet que se proposâssent les parties. J'ai trouvé parmi mes papiers le duplicata du traité : je l'ai sous les yeux. Il est en date du 30 juin 1846 ; il a été fait et passé en due forme ledit jour par les parties en ma présence.

Voilà tout ce que je puis dire, si ma mémoire est fidèle : reste encore une chose que je ne citerai pas à titre de souvenir très-distinct, mais bien comme une très-forte présomption. J'ai la forte présomption que le doct. Morton, vers la fin de la conférence, trouvant que je ne saisissais pas assez vivement son intention d'abandonner ses affaires en la manière précitée, après avoir déclaré, comme je l'ai rapporté, qu'il désirait donner son attention à autre chose, ajouta que c'était une chose de grande importance se rattachant à sa profession ; et à cet égard, il pensait faire quelque chose de très-remarquable.

Sur ce dernier point, je n'entends pas faire une déclaration catégorique ; mais, en bonne justice, je ne saurais m'empêcher de dire que j'ai une très-forte présomption à cet égard.

Je crois devoir ajouter que je fais ces déclarations spontanément et sans y être poussé par personne. J'avais tout à fait oublié la chose, lorsqu'en lisant hier votre brochure, j'ai senti se réveiller mes souvenirs. Si j'avais eu connaissance de la controverse, et su ce qu'il en était, ou si le doct. Morton ou le doct. Hayden m'avaient pris à partie, j'aurais pu faire la présente communication avant que votre brochure n'eût paru. Toutefois, elle ne fait que corroborer ce que vous avez déjà publié.

Votre obéissant serviteur.

Signé : RICHARD H. DANA *junior*.

(*Post-scriptum*). Samedi matin : Plus de doute dans mon

esprit sur l'exactitude et la fidélité de mon impression. Hier au soir après avoir écrit ma lettre, j'ai rencontré un ami, chirurgien-dentiste et membre de la Société médicale de cette ville : je lui ai fait part du sujet dont traite ma présente lettre. Il m'a dit : Vos souvenirs vous servent parfaitement bien: du 1er au 8 juillet, vous êtes venu chez moi pour une opération de dents (nous avons eu moyen de vérifier la date), et, dans le cours de la conversation, vous m'avez dit que le docteur Morton travaillait à quelque chose qui, lors de son apparition, étonnerait le public et ferait une entière révolution dans la pratique de l'art du dentiste.

Ce monsieur s'est rappelé la conversation, parce qu'elle avait trait à sa profession. Lorsque l'annonce du doct. Morton a paru, pendant l'automne, il s'est dit immédiatement : Voilà probablement ce à quoi, cet été, l'on me disait que travaillait le docteur Morton. Je ne doute pas que ce monsieur ne s'empressât de certifier ceci s'il en était besoin.

Votre très-humble serviteur.

Signé : R.-H. DANA *junior*.

Boston, 30 septembre 1846.

Le présent est à cette fin de certifier que je me suis adressé au docteur Morton, ce soir à neuf heures, souffrant du plus violent mal de dents. Le docteur Morton a pris son mouchoir de poche, il l'a saturé d'une préparation à lui ; je l'ai aspiré pendant environ une demi-minute, et je me suis endormi. Un instant après, je me suis réveillé, et j'ai vu ma dent par terre sur le parquet. Je n'ai pas ressenti la moindre douleur. J'ai passé encore vingt minutes dans son cabinet, et je n'ai ressenti aucun effet désagréable à la suite de l'opération.

Ainsi *signé* : EBEN H. FROST, 42, Prince-Street, à Boston,

— Nous avons été témoins de l'opération ci-dessus. Le certificat est exact sous tous les rapports : il y a plus, l'homme a demandé où était sa dent, ou si elle était extraite.

Ainsi *signé* : A.-G. TENNY, bureau du journal ;

H.-G. HAYDEN, chirurgien-dentiste.

Boston, 30 septembre 1846.

Correspondance entre les chirurgiens de l'hôpital général de Massachussetts et M. Caleb Eddy, et M.R.-H. Eddy.

Boston, 18 mai 1847.

A MM. CALEB EDDY, et R.-H. EDDY.

Messieurs, les soussignés ayant appris que vous êtes en possession de détails importants sur la découverte de la nouvelle propriété de l'éther sulfurique et de son histoire subséquente, désirent qu'à vos prochains loisirs vous leur fournissiez des explications sur la matière, de nature à jeter du jour sur une question si importante. Ils vous seront obligés de dire comment les noms du docteur Charles T. Jackson et du docteur W.-T-G. Morton ont été associés dans le brevet, en énonçant la part de chacun (suivant votre opinion) dans la découverte, et tous les autres faits que vous voudrez bien communiquer, tendant au même but.

Ainsi *signé :* Geo. HAYWARD ; S.-D. TOWNSEND, Samuel PARKMAN, chirurgiens de l'hôpital général de Massachussetts.

Boston, le 24 mai 1847.

Aux docteurs George Hayward, S. D. T. Tonwsend, Samuel Parkman, Henry J. Bigelow, chirurgiens de l'hôpital général de Massachussetts.

Messieurs, vos honorées lettres du 18 et 20 mai adressées à moi et à M. R. H. Eddy nous sont parvenues. Présumant que toute réponse émanée de moi sera rendue publique, je ferai remarquer que sans la circonstance qu'il ne paraît pas aujourd'hui possible que la controverse engagée entre les docteurs W. T. G. Morton , et C. T. Jackson soit arrangée par un arbitrage mutuel, à cause du refus de ce dernier d'en saisir des arbitres, je ne serais pas disposé à faire le récit de ce qui est à ma connaissance au sujet de cette découverte. Je ne voudrais pas dépouiller le docteur Jackson d'un honneur auquel il pourrait avoir des droits acquis : et je n'ai pas autre chose en vue que le désir de voir celui à qui le monde doit en réalité cette découverte, recevoir la récompense à laquelle il a de justes titres.

Dans la soirée du vendredi 23 octobre 1846, le docteur Charles T. Jackson vint me voir. Dans la soirée, je lui demandai des détails sur la nouvelle découverte qui avait pour but d'empêcher la douleur dans les opérations chirurgicales.

Il me dit que le docteur W. T. G. Morton était venu vers la fin du dernier mois lui demander à emprunter un sac à gaz (*Gas bag*) : il devait, disait-il (lui, le docteur Morton), s'en servir pour administrer l'air atmosphérique, ou autre chose à une dame, afin de calmer ses craintes et de pouvoir lui enlever une dent. Le docteur Jackson dit au docteur Morton que ses instruments étaient dans son atelier et qu'il faudrait une certaine peine pour se les procurer. Le docteur Morton lui dit alors : « Je veux faire de l'effet sur l'imagination de « la personne, à peu près comme en raconte que l'on agit à « l'égard d'un criminel condamné à la peine de mort. On « faisait couler de l'eau chaude sur une partie de son corps « blessée ou lacérée, pendaut que ses yeux étaient bandés. » Le docteur Jackson dit au docteur Morton : « Cette épreuve échouera, et vous vous rendrez ridicule : vous feriez bien mieux de faire aspirer à cette dame un peu d'éther (si vous pouvez la décider à l'inhaler) ; avec cela, vous l'endormirez ; alors vous pourrez extraire sa dent : elle ne pourra pas se défendre, elle ne vous empêchera d'agir par aucune résistance ; le docteur Morton lui fit alors des questions sur le danger et le mode d'emploi de l'éther. Le docteur Jackson lui dit : vous pourriez saturer d'éther une éponge ou du drap et l'appliquer à sa bouche ou à son nez. Lorsque le docteur Jackson m'eut raconté cela, je lui dis : Docteur Jackson, saviez-vous à cette époque qu'après qu'une personne avait inhalé de l'éther et qu'elle était endormie, on pourrait entamer sa chair avec un couteau sans qu'elle ressentit aucune douleur. Il me répondit : non ; Morton non plus. C'est un étourdi de faire ce qu'il fait ; il pourrait bien arriver qu'il tuât quelqu'un. — Voilà tous ou presque tous les détails importants qui me reviennent en mémoire, au sujet de cette découverte, antérieurement à la demande de brevet dans laquelle furent associés les noms des docteurs Morton et Jackson. Je suis respectueusement votre obéissant serviteur.

Signé CALEB EDDY.

Etat de Massachussetts, Comté de Suffolk, ville de Boston.

Savoir faisons que ce vingt-neuvième jour de mai, an du Seigneur mil-huit-cent-quarante-sept, devant moi, notaire public soussigné dans et pour lesdits comté et ville, duement accrédité et assermenté, a comparu Caleb Eddy; et il a certifié, sous serment solennel, que la déclaration ci-dessus par lui signée est fidèle. Ledit Caleb Eddy est bien connu de moi comme étant l'un des habitants les plus recommandables et dignes de foi de ladite ville de Boston.

En foi de quoi, j'ai ci-dessous apposé mon seing et mon timbre officiel. *Signé* J. P. BIGELOW, Notaire Public.

Boston, 22 mai 1847.

Aux docteurs Geo. Hayward, S. D. Townsend, Samuel Parkman, H. J. Bigelow, chirurgiens de l'hôpital-général de Massachussetts.

Messieurs, j'ai reçu vos lettres des 18 et 20 courant : vous me dites savoir que je possède d'importants détails sur la découverte de la nouvelle propriété de l'éther sulfurique et son histoire subséquente; et vous exprimez le désir que je fournisse sur la question des renseignements de nature à jeter du jour sur cette matière importante : vous voulez aussi que je dise comment les noms des docteurs C.T.Jackson

son et W. T. G. Morton se trouvent ensemble dans le brevet et suivant moi qu'elle serait la part de chacun d'eux dans cette découverte ; puis enfin les autres faits qu'il me plairait énoncer tendant au même but.

Les relations amicales qui, pendant nombre d'années, ont existé entre moi et le docteur C. T. Jackson, m'ont fait jusqu'ici m'abstenir de publier beaucoup de faits relatifs à la récente découverte du nouvel effet de l'éther sulfurique. J'espérais voir réglé devant un tribunal impartial le différend entre lui et le docteur W. T. G. Morton, tribunal devant lequel les preuves produites par les deux parties auraient pu être soumises à un rigoureux examen, afin que la vérité pût se faire jour et que stricte justice fût faite à celui des prétendants auquel eût été attribué par ce tribunal le principal mérite de l'initiative de cette découverte. J'ai instamment recommandé au docteur Morton, toutes les fois que l'occasion s'est offerte, d'engager le docteur Jackson à soumettre à la voie arbitrale la question de la découverte. En conséquence, j'avais été charmé d'apprendre qu'une proposition de cette nature, faite par le docteur Morton avait été prise en considération par le docteur Jackson. Je vois cependant que mes prévisions ne se sont pas réalisées. Le docteur Jackson, après avoir consenti à en référer, et après avoir différé longtemps de convenir d'un arbitre compétent, a (à ce que j'ai appris), refusé positivement de soumettre ses prétentions à un juste arbitrage. Dans ces circonstances, je crois de mon devoir de vous faire connaître quelques faits. Mes occupations ne me permettent pas de vous tracer l'historique détaillé de beaucoup de choses, ayant trait à l'affaire, observées par moi. Je vais donc tâcher de me borner à vous dire simplement ce dont j'ai été témoin, depuis l'époque où j'ai commencé à entendre parler de la découverte jusqu'à celle de la demande d'un brevet dans ce pays.

A quelques jours du 30 septembre 1846 (le 1er octobre, à ce que je crois), le docteur W. T. G. Morton vint me voir à mon cabinet. Il m'annonça avoir fait une importante découverte au moyen de laquelle il pourrait extraire les dents sans douleur ; il désirait savoir de moi s'il pourrait s'assurer cette découverte par un brevet. Après lui avoir dit qu'il fallait qu'il s'expliquât sur la nature de la découverte, avant que je pusse lui donner une opinion catégorique, il m'informa qu'il employait l'éther sulfurique en l'administrant à l'état de vapeur par l'inhalation. Il me dit avoir extrait une dent sans que le patient eut eu le sentiment de l'opération ; en s'éveillant de son sommeil cet homme était très-étonné de voir sa dent sur le parquet. Je dis au docteur Morton qu'en ce qui regardait la question du brevet appliquée à la découverte, j'avais quelques doutes ; mais je lui promis d'examiner la loi et de feuilleter les diverses décisions légales touchant les brevets ; puis je lui ferais part du résultat. Depuis lors je ne vis plus le docteur Morton qu'une seule fois jusqu'au mercredi 21 octobre. Dans l'intervalle, j'avais lu plusieurs articles dans les journaux sur les expériences faites à l'hôpital général de Massachussetts, et j'avais compris, d'après les paroles du docteur Charles T, Jackson, qu'il avait eu quelque participation, avec le docteur Morton, à la découverte. Mes réflexions à ce sujet me firent croire qn'un brevet pourrait être obtenu dans ce pays ; et le 21 octobre, le docteur Morton étant venu me voir, je l'en informai. Je lui dis que d'après ce que m'avait dit le docteur Jackson, je considérais la découverte comme collective, et que s'il était demandé un brevet, ce devait être conjointement par lui et le docteur Jackson. En donnant cet avis, j'étais sous l'impression de la croyance (d'après les déclarations du docteur Jackson), que ce dernier avait suggéré au docteur Morton l'idée de faire des expérimentations avec l'éther; et que le docteur Morton, sans la présence ou la nouvelle assistance du docteur Jackson, avait démontré d'une manière pratique l'efficacité de l'éther pour anéantir la douleur. Sur ce, voici le raisonnement que je faisais ; si le docteur Morton avait tenu la découverte secrète, ni le docteur Jackson, ni le monde n'auraient eu connaissance du résultat ; ou, en d'autres termes, si le docteur Morton n'avait pas fait son expérience, la découverte n'aurait pas pu avoir lieu ; et aussi, si le docteur Jackson n'avait pas donné au docteur Morton l'idée d'employer l'éther, ni le docteur Morton, ni le monde n'auraient connu la découverte. Je trouvais là tout le caractère d'une invention ou découverte collective. Le docteur Jackson m'avait dit qu'il n'avait jamais pratiqué d'opération chirurgicale sur une personne soumise à l'influence de l'éther inhalé.

Le docteur Morton, à qui je communiquai mes remarques, me dit qu'il ne savait pas de quel droit le docteur Jackson serait intéressé dans le brevet, attendu qu'il était convenu avec lui de le rémunérer complétement, pour tous les conseils qu'il pourrait lui avoir donnés. Afin de me pénétrer plus complétement de la position du docteur Jackson vis-à-vis de cette découverte, et de la convention entre lui et le docteur Morton, j'allai voir le docteur Jackson le lendemain matin. Je ne saurais me rappeller les termes précis de notre conversation ; mais en voici la substance : le docteur Jackson m'apprit qu'aux termes des lois (ou statuts) de la Société médicale de Massachussetts, il ne pouvait pas se concerter avec le docteur Morton, à l'effet de prendre un brevet, sous peine d'être expulsé de la Société, s'il le faisait. Il ajouta qu'il se proposait de réclamer 500 S. au docteur Morton pour les conseils qu'il lui avait donnés. Le docteur Morton avait accédé à cette demande. Il ne désirait voir son nom associé à celui du docteur Morton en aucune manière : le docteur Morton pouvait bien prendre un brevet si cela lui faisait plaisir, ou en faire ce qu'il voudrait. Je le pressai de questions sur l'assistance par lui donnée au docteur Morton : je lui demandai s'il avait jamais fait des expériences pour démontrer d'une manière pratique que l'inhalation de l'éther devait empêcher la douleur pendant une opération chirurgicale. Sa réponse fut négative. J'ai la persuasion, qu'à ce moment, le docteur Jackson regardait toute l'affaire comme étant de mince valeur ou de peu d'importance. Ma conversation avec lui m'a suggéré cette idée. Il pensait que le docteur Morton pourrait en tirer quelque parti dans l'exercice de sa profession de dentiste ; et il consentait à ce qu'il en fît ce qu'il voudrait, pourvu qu'il n'associât pas son nom à celui du docteur Jackson. Je demandai au docteur Morton s'il était convenu de donner 500 dollars au docteur Jackson, pour ses services, et aussi pour désintéresser le docteur dans la découverte; il me dit que oui, et qu'il était convenu de le payer au taux de dix pour cent sur la vente des licences, jusqu'à parfait payement des 500 dollars.

Le vendredi soir 23 octobre, en rentrant du théâtre, je trouvai le docteur Jackson en conversation avec mon père Caleb Eddy, *Esquire*. il m'attendait. Dans cette entrevue je pressai le docteur Jackson de renoncer à ses objections contre une association avec le docteur Morton, attendu que j'étais sûr qu'il était dans l'erreur à l'égard de ce que serait l'action de la Société médicale; le docteur Morton ne pourrait pas prendre un brevet sans lui convenablement; en prenant le brevet collectif, il serait certainement réputé inventeur; tandis que s'il agissait différemment, il perdrait tout crédit, comme dans l'affaire du télégraphe magnétique dont il m'avait fait entendre qu'il avait donné l'idée au professeur Morse.

Le lendemain, ou quelque jours après, j'allai voir le docteur Auguste A. Gould pour qu'il me mît au courant de la nature des règlements de la Société médicale. Je le savais ami personnel du docteur Jackson et lui voulant du bien : il m'exhiba la copie des statuts ; j'y vis qu'ils ordonnaient seulement qu'aucun membre ne fit le commerce des *remèdes secrets* (*secret remedies*). Cet examen me fit voir qu'il n'y avait pas d'obstacle à ce que le docteur Jackson prît un brevet pour toute invention qu'il pourrait faire, attendu que la découverte cesserait d'être *secrète* aussitôt qu'elle serait spécifiée dans un brevet. Le docteur Gould partageait mon opinion. Après avoir rédigé la spécification, je la soumis au docteur Jackson qui l'approuva complétement. Je la recopiai de manière à ce qu'elle put être signée et certifiée sous serment par les parties.

Je demandai au docteur Morton de permettre que j'insérasse dans la convention écrite à intervenir entre lui et le docteur Jackson, la clause de dix pour cent sur toutes ventes de licences, au lieu de dix pour cent jusqu'à ce que la somme à payer eut atteint 500 d. Je l'engageai à être généreux vis-à-vis du docteur Jackson en lui faisant honneur et en lui donnant une chance de bénéfice. Ici, j'étais animé par un sincère désir de faire du bien au docteur Jackson, pendant qu'en même temps je pensais remplir mon devoir vis-à-vis du docteur Morton, puisque je croyais de son intérêt d'agir ainsi. Je pensais que la science en chimie du docteur Jackson pourrait servir à améliorer l'article employé, ou que le docteur pourrait produire une qualité d'éther meilleure que celle qui pourrait se trouver en vente; que son association avec le docteur Morton donnerait immédiatement du relief à la découverte, et que ses conseils à l'avenir pourraient être très-utiles au docteur Morton.

Mes idées parurent sourire au docteur Morton qui y souscrivit.

Je dois ici faire la remarque que le docteur Morton ne m'a jamais parlé d'expériences que j'ai, depuis, appris avoir été faites par lui, avant qu'il reçut à cet égard des conseils du docteur Jackson. Je puis facilement expliquer cela : je l'ai très-peu vu du 21 au 27 octobre, ce dernier jour étant celui où les parties passèrent les actes pour la demande du brevet.

Le docteur Morton était si absorbé par sa découverte et les affaires de sa profession de dentiste que je trouvai très-difficile, pour ne pas dire, impossible d'avoir une audience de lui. Son cabinet était constamment assiégé par des personnes qui venaient le consulter pour affaires de sa profession et pour d'autres choses. Si le docteur Morton, à cette époque, m'avait dit ce que j'ai lu depuis dans les *affidavits* (Déclarations sous serment) du docteur G.-G. Hayden, et de MM. W. P. Leavitt, T.-R. Spear et F. Whitman, je suis certain que je ne lui aurais jamais donné le conseil d'associer le docteur Jackson dans la découverte ou le brevet, parce que j'aurais pensé que son intimité amicale avec le docteur Jackson l'avait amené à lui faire visite, comme étant la plus facile manière d'obtenir certains renseignements chimiques, au sujet de l'éther et de ses propriétés, qui auraient pu se trouver dans les divers traités de chimie ou de médecine que le docteur Morton ne pouvait pas avoir sous la main.

J'aurais considéré que l'idée de faire usage de l'éther appartenait, dans le principe, au docteur Morton: que par l'application pratique il avait découvert que l'éther pouvait anéantir la douleur produite par les instruments de chirurgie : que, le premier, il l'avait annoncé, et cela dans des circonstances toutes spéciales, dans lesquelles il avait développé beaucoup de cette remarquable énergie de caractère que l'on voit souvent être l'apanage des plus grands inventeurs, généralement obligés de lutter contre le puissant obstacle des risques et des difficultés, avant de pouvoir persuader le public de l'importance de leurs découvertes. Dans ces vues, je n'hésite pas à affirmer que j'en ai attribué la découverte au sieur Morton.

Le mardi matin, 27 octobre, les docteurs Morton et Jackson firent et passèrent les actes pour le brevet américain. Pendant que le docteur Jackson passait de son cabinet dans le mien, je lui appris que j'avais vu le docteur Gould qui m'avait montré les statuts de la société médicale. L'opinion du docteur Gould et la mienne étaient conformes quant à la manière d'entendre ce que ces statuts dénommaient la prohibition de remèdes secrets, cela ne pouvait pas s'appliquer aux remèdes brevetés, attendu que ces derniers ne pouvaient pas être secrets. Il me dit : « Eh bien ! si c'est l'avis du docteur Gould, cela me suffit. » Je ne vois pas d'inconvénients à signer les papiers avec le docteur Morton ; je crois rappeler ici, sinon exactement, au moins presque littéralement, les paroles du docteur Jackson.

Je dois faire remarquer que j'avais trouvé le docteur

Jackson imbu d'anciens et vains préjugés contre les brevets, et je m'efforçai de les combattre; j'y parvins si bien que plus tard il m'apprit qu'après en avoir conféré avec un chimiste distingué du sud, il était bien décidé à garantir de cette manière toute invention qu'il pourrait faire par la suite; d'accord avec ces idées, il m'envoya la spécification d'un nouveau perfectionnement dans la préparation d'un certain article pour objets concernant la profession de dentiste; il se proposait, à cet effet, de faire faire un *caveat* et de prendre un brevet. Sa répugnance à s'associer au docteur Morton, dans un brevet, ne venait pas d'une disposition à moi manifestée de donner au public l'usage *gratuit* de la découverte; son objection principale contre la prise d'un brevet venait de ses hypothèses quant à l'action que pourrait exercer la société de médecine de Massachussetts.

Enfin, je dois faire observer que j'ai pris à tâche d'exposer quelques faits relatifs à la découverte de l'effet de l'éther sulfurique dans les opérations chirurgicales. Ce faisant, je n'ai pas d'autre but que celui de rendre justice à qui de droit. Peu m'importe à qui le monde pourra, en dernière analyse, accorder le mérite d'être son bienfaiteur pour l'avoir doté de cette grande découverte. Le docteur Jackson a été personnellement mon ami pendant bon nombre d'années; je n'ai, comparativement, que peu connu le docteur Morton, je ne l'ai pas jamais vu ni connu avant de lui avoir été présénté, lorsqu'il résidait dans la famille du docteur Jackson. Mes sympathies devaient naturellement me faire pencher du côté du docteur Jackson; mais l'amitié personnelle, le caractère privé, ou les capacités scientifiques sont des choses qui (à ce qu'il me semble), ne doivent pas prévenir, ni moi ni aucun autre, pour ou contre, l'un ou l'autre des prétendants, lorsqu'il s'agit de juger des mérites de leurs prétentions respectives.

Je vous salue respectueusement.

Signé R. H. EDDY.

Etat de Massachussetts, comté de Suffolk, ville de Boston, 18 juin 1847,

Le sus-nommé R. H. Eddy a comparu en personne; et dûment assermenté, il a déclaré que ses assertions contenues dans la lettre ci-dessus, signée par lui, sont exactes, autant que sa mémoire le puisse bien servir, et autant qu'il le sache et le croie.

Devant moi,

Signé J. P. BIGELOW, juge de paix.

« Nous soussigné d'autre part, consul de France à Boston,
» certifions que la signature de M. J. P. Bigelow, apposée
» ci-contre de ces présentes est véritablement la sienne, et
» qu'il est juge de paix en la ville de Boston, où il exerce
» cette fonction, et que foi doit y être ajoutée tant en juge-
» ment que hors. En témoignage de quoi nous avons signé
» les présentes, et y avons apposé le sceau du consulat de
» France. A Boston, le 31 juillet 1847; et plus bas, ainsi
» signé avec paraphe et le timbre officiel en marge. MAX.
» ISNARD.

» Solvit. Reçu 12 fr. 50 c., 2e 37 1|2. n°. 58 du Tarif.»

Boston, 22 juin 1847.

Examen du liquide de M. Léonard.

C'est essentiellement un éther sulfurique impur. Il contient plus d'impuretés qu'il ne s'en trouve d'ordinaire dans les meilleurs éthers vendus par les droguistes. La proportion de l'alcool est très-considérable: le quart presque du liquide se compose de cette substance. Outre les autres impuretés de l'éther ordinaire, il contient surtout des acides sulfuriques, il contient une trace d'essence ou huile de vin (*oil of wine*).

Signé MARTIN GAY.

P. S. Le renseignement général ci-dessus est donné sans connaître l'objet que l'on a en vue par cet examen.

Boston, 22 juin 1847.

A la requête de M. G. G. Hayden, je certifie par les présentes que le contenu d'une fiole (*demi John*), qu'il m'a exhibée, est de l'éther sulfurique non rectifié (*un rectified*).

Signé JOSEPH BURNETT.

Je certifie que l'éther (dont l'analyse est donnée plus haut), a été constamment chez moi depuis le mois d'août dernier, et que c'est bien celui rapporté par W. P. Leavitt de chez Brewers, Stevens et compagnie, ainsi qu'il est dit à son affidavit.

Signé GRENVILLE G. HAYDEN.

Boston, 22 juin 1847.

Hartford (Connecticutt), le 20 octobre 1846.

Au docteur Morton,

Mon cher Monsieur, votre lettre, en date d'hier, me parvient à l'instant : je m'empresse de vous répondre, de peur que vous n'adoptiez une méthode (en disposant de vos droits), qui vous fasse manquer votre objet. Avant que vous ne fassiez aucun arrangement, je désire vous voir. Je crois que je serai à Boston le premier jour de la semaine prochaine, probablement lundi soir. Si l'opération consistant à administrer le gaz n'est pas accompagnée de trop de peine, et si elle produit l'effet dont vous parlez, ce sera sans aucun doute, votre fortune, pourvu que l'affaire soit bien menée.

Votre tout dévoué, en toute hâte.

Signé H. WELLS.

Boston, 6 janvier 1847.

Je déclare et certifie par les présentes, autant que je le sache et qu'il m'en souvienne, que je n'ai jamais entendu parler de l'emploi de l'éther sulfurique, par l'inhalation comme moyen de prévenir la douleur des opérations chirurgicales, avant que ce moyen n'ait été suggéré par le docteur W. T. G. Morton, à la fin d'octobre 1846.

Signé JOHN C. WARREN,

Professeur, et chirurgien à l'hôpital général de Massachussetts.

Mon cher Monsieur,

Je vous écris à la demande du docteur J. C. Warren pour vous inviter à vous présenter vendredi matin à l'hôpital, à dix heures, afin d'administrer à une personne qui doit être opérée à ce moment, la *préparation par vous inventée* pour diminuer le sentiment de la douleur.

Votre tout dévoué,

Signé C. F. HEYWOOD,

Chirurgien interne, à l'hôpital général de Massachussetts.

Le 14 octobre 1846.

Au docteur Morton.

Au docteur Morton, à Tremont Row.

Monsieur le docteur Warren me charge de vous prier, si cela vous convient, d'administrer votre *préparation* à une personne à laquelle on doit enlever une partie de la mâchoire supérieure. L'opération sera faite demain par le docteur Warren, à onze heures du matin.

Votre dévoué,

Signé C. F. HEYWOOD,

A l'hôpital général de Massachussetts.

Le 11 décembre 1846.

Au docteur Morton, à Tremont Row.

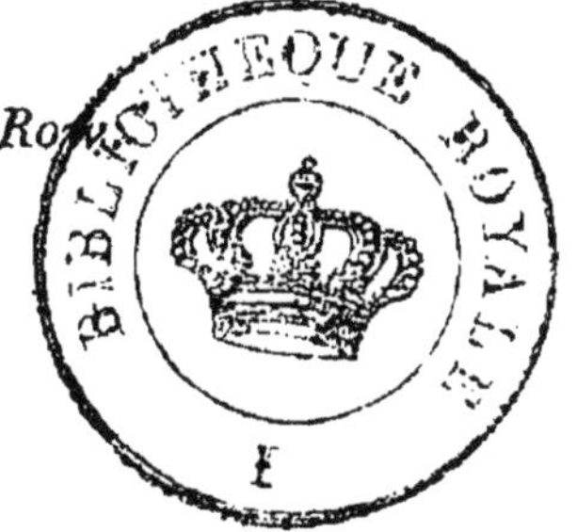
BIBLIOTHEQUE ROYALE

www.ingramcontent.com/pod-product-compliance
Ingram Content Group UK Ltd.
Pitfield, Milton Keynes, MK11 3LW, UK
UKHW012257240726
13966UKWH00004B/1447